AF246200

LETTRE

A MONSIEUR LE PRÉFET

DE LA SEINE

SUR

L'INSTALLATION FRIGORIFIQUE

DE LA

MORGUE

PAR

CH. TELLIER

PARIS

IMPRIMERIE DES APPRENTIS-ORPHELINS. — ROUSSEL

40, RUE LA FONTAINE, 40

1880

LETTRE

A MONSIEUR LE PRÉFET

DE LA SEINE

SUR

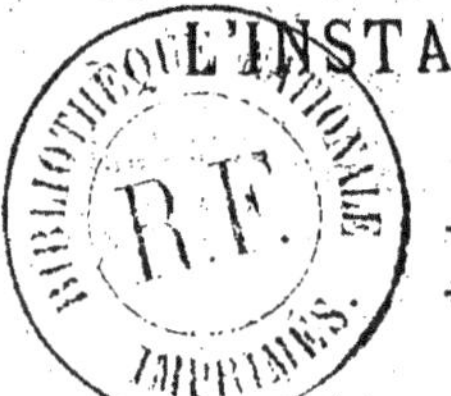

L'INSTALLATION FRIGORIFIQUE

DE LA

MORGUE

PAR

CH. TELLIER

PARIS

IMPRIMERIE DES APPRENTIS-ORPHELINS. — ROUSSEL

40, RUE LA FONTAINE, 40

1880

La lettre à M. le Préfet de la Seine, qui fait l'objet de de la présente publication, ayant été motivée par le *Rapport présenté à la Commission spéciale instituée le 6 octobre 1879 pour l'examen des divers systèmes relatifs à l'installation d'appareils frigorifiques, à la Morgue*, il m'a paru utile, pour que la discussion reste sincère et loyale, de publier ce document en tête des observations que sa lecture m'a suggérées.

L'ordre des matières du présent opuscule sera donc :

   1° Le Rapport sus-indiqué ;

   2° Ma lettre à M. le Préfet de la Seine, motivée par ce rapport.

Paris, 25 Janvier 1880.

CH. TELLIER.

INSTALLATION D'APPAREILS FRIGORIFIQUES
A LA MORGUE

Rapport présenté à la Commission spéciale instituée le 6 octobre 1879, pour l'examen des divers systèmes relatifs à l'installation d'appareils frigorifiques à la Morgue.

PAR M. LE Dr BROUARDEL

Au nom de la Sous-Commission

MESSIEURS,

Par arrêté en date du 6 octobre 1879, Monsieur le Préfet de la Seine a nommé une Commission (1) dont il a déterminé la mission dans les termes suivants :

« ARTICLE PREMIER. — Il est institué une Commission spéciale » pour l'examen des différents systèmes proposés pour l'installa-« tion d'appareils frigorifiques à la Morgue.

» Cette Commission désignera le système qui présentera le plus « d'avantages, tant sous le rapport de la valeur *scientifique*, que « sous le rapport *économique*.

La Commission a constitué une Sous-Commission composée de MM. Becquerel, Jamin, Trélat, Bonnet, Brouardel. C'est le résultat de ses travaux que j'ai l'honneur de soumettre aujourd'hui à la Commission.

Les membres de la Sous-Commission ont visité la Morgue, et soit en *Corps*, soit *isolément*, ont examiné les installations des divers systèmes frigorifiques proposés qui leur ont paru susceptibles d'être appliqués à la conservation des cadavres déposés à la Morgue.

I. *Des conditions dans lesquelles les cadavres doivent être conservés.* — Rappelons tout d'abord quel est le résultat que nous voulons obtenir. Il a été accepté, par des raisons développées dans des rapports précédents, qu'il y a lieu de rejeter tous les procédés de conservation dans lesquels des substances chimiques sont mises au contact des cadavres.

Lorsqu'il s'agit d'une recherche médico-légale, dans un cas d'intoxication présumé, par exemple, on ne saurait, sans danger pour les résultats de l'expertise, injecter dans les corps des substances antiputrides ou les entourer de substances analogues à l'état liquide ou gazeux.

A défaut des procédés chimiques, on peut arrêter la putréfaction des corps en les déposant dans un milieu d'air froid et sec. Ces moyens physiques ne créent pas d'actions chimiques; ils les arrêtent.

Cette conclusion a été adoptée par le Conseil général de la Seine; la Commission à l'unanimité se l'est appropriée, mais elle a été plus loin.

Dans la première séance, M. Jamin a fait observer que le refroidissement à zéro de la chambre de conservation serait insuffisant

(1) La commission était composée de M. le Sénateur, Préfet de la Seine, président, M. Vauthier, ingénieur des ponts-et-chaussées ; Drs Delpech, Bourneville, Brouardel ; Becquerel et Jamin, membres de l'Institut ; Trélat, archiviste en chef du département de la Seine, et Bonnet, architecte.

surtout si l'on plaçait dans cette chambre des cadavres dont la putréfaction serait déjà commencée. Or, la Morgue reçoit des débris humains dans un état de putréfaction souvent très avancé, dans des cas de submersion, par exemple ; d'autre part, la justice ne commence parfois ses recherches que lorsque les corps ont fait dans la terre un séjour prolongé de quelques semaines ou de quelques mois. Dans ces derniers cas, il y a souvent présomption d'intoxication, et par suite, nécessité de pratiquer des expertises longues et très délicates.

Pour arrêter la putréfaction, pour empêcher les germes putrides de se développer, il faut en quelque sorte les tuer par l'application d'un froid intense dont le degré peut être fixé approximativement entre quinze et vingt degrés au-dessous de zéro. Lorsque le cadavre aura subi dans sa totalité ce degré de congélation, il ne sera plus nécessaire pour le conserver de l'exposer à un froid aussi vif, mais on devra le maintenir à une température inférieure à zéro.

En effet, lorsque après avoir été congelé, un animal est soumis à une température un peu chaude, il se putréfie rapidement, et s'il était soumis à des alternatives de congélation et de dégel, la conservation serait insuffisante. Il faudra donc placer le cadavre à la sortie du lieu où il aura subi un refroidissement intense dans une chambre dont la température sera inférieure à zéro. Mais il n'est pas nécessaire et il est préférable que cette température ne soit pas très basse. En effet, au moment de l'autopsie, le cadavre doit être dégelé. La persistance de la congélation n'est désirable que dans des circonstances très spéciales, ainsi, dans des cas de blessures, lorsque l'on veut faire des recherches sur les rapports des viscères et suivre le trajet d'un instrument vulnérant, ou déterminer la quantité d'un épanchement, etc, ; mais en général il est préférable que les viscères aient repris leur souplesse, et j'ajoute que cette condition rend l'autopsie moins pénible pour l'expert.

Depuis un mois, la température extérieure nous a permis de faire sur les cadavres congelés, maintenus à une température qui a varié entre moins quinze degrés et zéro, puis dégelés, de nombreuses expériences, et nous nous sommes assurés que la congélation n'entraînait dans les tissus aucune modification qui pût nuire à l'expertise.

Le sang, en se gelant, ne rompt pas les vaisseaux qui le contiennent, et l'examen microscopique des viscères ne nous a révélé aucun changement important. Il suffit de rappeler d'ailleurs sur ce point les belles recherches de Rudalowski sur les centres nerveux pour écarter toute crainte. Ces recherches ont été faites sur des encéphales et des moelles exposés plusieurs jours, avant de subir des coupes, à la congélation en plein air dans les monts Ourals.

On sait dans les laboratoires d'histologie que les éléments microscopiques sont si bien conservés par le froid, que c'est à lui que l'on a recours quand on veut pratiquer des coupes dans des tissus trop mous dans leur état frais, et que l'on craint de modifier en les soumettant aux divers réactifs durcissants.

Toutefois, les muscles et le sang présentent des modifications sur lesquelles votre attention doit être appelée.

Les disques de Bowmann superposés qui constituent la fibre musculaire se laissent dissocier par une congélation énergique.

Cette dissociation explique la friabilité que présentent les muscle[s] gelés, puis dégelés, surtout si l'opération a été plusieurs fois répétée.

Lorsque le sang est gelé et dégelé plusieurs fois, les globules sanguins perdent leur hémoglobine, qui se dissout dans le plasma et les globules deviennent pâles. Cette transsudation de la matière colorante est bien moins marquée d'ailleurs que lorsque la putréfaction s'opère dans les conditions habituelles, et en tous cas la matière colorante reste dans le plasma, elle n'envahit pas la substance voisine.

Si au lieu d'avoir une durée de quelques jours la congélation est maintenue pendant plusieurs mois, les corps perdent environ un sixième de leur poids, et les muscles subissent un changement singulier, bien établi par les expériences de M. Tellier, nous l'avons d'ailleurs vérifié ; la substance musculaire n'a plus la faculté de se putréfier. Il semble que lorsqu'un muscle a perdu une partie de son eau de composition, les actes putrides ne peuvent plus s'y accomplir.

Après avoir pris connaissance de ces résultats, la sous-commission pense qu'il y a lieu :

1º De soumettre à leur arrivée à la Morgue les corps que l'on veut conserver à une température de — 15º à — 20º.

2º De les porter ensuite dans une chambre dont la température oscillera entre — 4º et — 1º.

Le séjour dans la première chambre durera peu de temps, probablement 24 heures et par conséquent les dimensions de cette chambre peuvent être très restreintes, calculées de façon à contenir de 4 à 6 corps environ.

Les cadavres placés ensuite dans la grande chambre appartiendront à deux catégories, ceux que la justice a intérêt à mettre à l'abri de la putréfaction pendant une enquête plus ou moins prolongée, ceux qui ne peuvent être inhumés qu'après avoir été reconnus. Actuellement, les corps sont enterrés sans que leur identité soit établie, une fois sur trois, quatre ou cinq suivant les années ; souvent la reconnaissance se fait sur vêtements pendant les quinze jours ou trois semaines qui suivent l'inhumation, quelquefois à une époque beaucoup plus éloignée. La Morgue reçoit par an à peu près 800 corps, il y a donc chaque année environ 200 corps enterrés non reconnus ; parmi ceux-ci 100 à 150 auraient leur identité établie dans les dix jours qui suivent le dépôt et 50 dans les 30 jours. Quelques corps resteraient exposés un temps plus prolongé. En joignant à ceux-ci les 4 ou 5 corps dont la justice pourrait demander la conservation prolongée, on trouve par un calcul assez simple que la grande salle pour satisfaire à toutes les nécessités doit pouvoir contenir 20 à 25 cadavres environ (1).

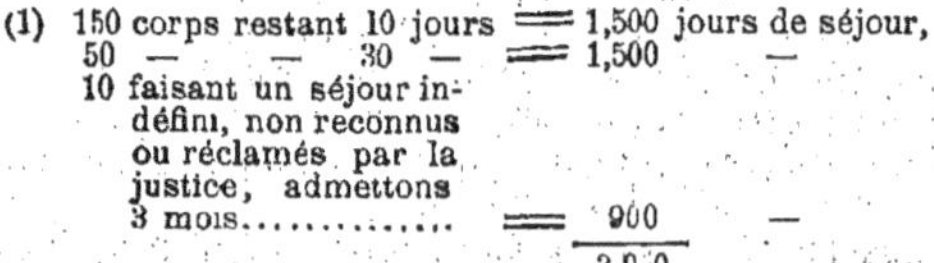

(1) 150 corps restant 10 jours === 1,500 jours de séjour,
     50   —   —   30 —   === 1,500   —
     10 faisant un séjour indéfini, non reconnus ou réclamés par la justice, admettons 3 mois.............. ===   900   —
                               3,900   —

3,900 jours de séjour répartis sur 365 jours donnent une moyenne de 10 à 12 cadavres simultanément conservés.

II. — *Conditions dans lesquelles l'installation peut se faire à la Morgue.* — La salle de la Morgue dans laquelle le procédé de conservation doit être appliqué est la salle d'exposition, celle dans laquelle les cadavres, dont l'identité n'est pas encore établie, restent placés sous les yeux des visiteurs. Par une disposition très simple, une portion de cette chambre pourrait être soustraite aux yeux du public et mise à la disposition de la justice.

Malheureusement, les dimensions et la forme de cette salle n'ont pas été établies de façon à rendre cette accommodation très facile. Elle mesure en surface 12 mètres de largeur sur 5ᵐ50 de profondeur, elle a une hauteur de 7ᵐ50. La contenance est donc de 500 mètres cubes environ. L'espace utilisable pour le placement des cadavres est assez restreint et l'espace inutile relativement considérable. On pourra, en établissant un plafond vitré, diminuer ce volume de 100 mètres environ; peut-être, soit en déplaçant les fenêtres latérales, soit en élargissant le vitrage supérieur, soit en réduisant la prise de lumière à une seule source placée au-dessus des spectateurs et arrivant directement sur les cadavres, pourra-t-on prélever un volume de plus de 100 mètres, mais il faudra veiller à assurer un excellent éclairage. On conçoit, en effet, que la chambre dans laquelle sont exposés les corps doit être lumineuse, relativement à la chambre dans laquelle circulent les visiteurs.

Cette amplitude de la salle d'exposition, si on ne veut pas la restreindre, constituerait donc une circonstance défavorable, onéreuse, puisqu'il faudrait refroidir inutilement une grande masse d'air, mais elle ne constitue pas un obstacle absolu.

L'attention de la sous-commission a été appelée sur un fait plus grave. La Morgue est établie sur un terrain peu solide. L'habile architecte qui a dirigé sa construction, M. Gilbert, a dû la placer sur des fondations qui ne mesurent pas moins de 13 à 14 mètres de profondeur. Malgré ces précautions, le sol sur lequel repose la Morgue est soumis à des infiltrations périodiques de la Seine; et actuellement, bien que la construction soit assez récente, les murs de la Morgue sont lézardés de toutes parts, et même les parties de cet établissement qui ne supportent aucune charge, les trottoirs, sont déformées, gondolées, tous les deux ou trois ans il faut les rétablir. La sous-commission croit devoir signaler à M. le préfet cette instabilité du sol. On sait, en effet, que les machines ne peuvent fonctionner régulièrement que si leurs diverses parties conservent des positions relatives invariables. La sous-commission très convaincue de l'utilité de la conservation des cadavres par l'application du froid, ne voudrait pas qu'un échec attribuable à l'instabilité du sol pût être imputé au procédé de refroidissement dont elle aurait fait choix. Elle manquerait à sa mission si elle ne signalait pas à M. le Préfet cette cause possible d'insuccès.

La sous-commissaire a cru qu'il était de son devoir de prévenir les compétiteurs de cette difficulté; ceux-ci pensent pouvoir la surmonter, en construisant des assises larges et isolées du reste du bâtiment. L'administration verra s'il est possible d'obtenir sous ce rapport une sécurité suffisante, soit qu'elle se charge de faire

Il faut avoir un excédant de places, car ont doit prévoir les cas ou à la suite d'accidents, tels que la catastrophe de la rue Béranger, il arrive en une seule journée 15 ou 20 cadavres.

pratiquer des assises offrant une stabilité rassurante, soit qu'elle exige des entrepreneurs des garanties à ce sujet. Si les conditions actuelles n'étaient pas modifiées, la sous-commission redouterait un insuccès ; elle en signale le danger.

L'amplitude de la salle à refroidir et le peu de stabilité du bâtiment de la Morgue créent des difficultés et surtout une dépense d'installation et d'entretien assez élevée ; une troisième circonstance inhérente à l'emplacement de la Morgue augmentera encore dans une notable proportion les frais d'entretien.

On ne peut installer à la Morgue une machine à vapeur pour faire fonctionner les appareils de refroidissement ; en effet, on ne saurait élever une cheminée parce que le sol est instable et parce que la vue de la cathédrale doit être absolument sauvegardée. Il faut donc remplacer les moteurs à vapeur par des moteurs à gaz dont l'entretien horaire sera double de celui que nécessiterait l'alimentation d'une machine à vapeur.

L'amplitude de la salle, la nécessité de choisir pour moteurs des machines à gaz, entraîneront une augmentation de dépense mais l'instabilité du sol paraît à la sous-commission le seul obstacle sérieux.

III. *Comparaison des divers procédés proposés pour refroidir la Morgue.* — La sous-commission a reçu dix projets ayant pour but d'assurer la conservation plus ou moins prolongée des corps. Quelques-uns ne remplissent pas les conditions déterminées dans la première partie de ce rapport.

La sous-commission vous propose d'éliminer les procédés dans lesquels des substances chimiques sont placées au contact des cadavres. Dans cette catégorie se trouvent :

1° *Le procédé de M. Guignet*, conservation des corps par immersion dans une atmosphère d'acide carbonique.

2° *Le procédé de M. Pennès*, conservation par injection dans les vaisseaux des cadavres d'un liquide antiseptique, dont nous ne connaissons même pas la formule.

Elle vous propose également d'éliminer les procédés dans lesquels la température ne pourrait être abaissée au-dessous de zéro. Dans cette catégorie se trouvent :

3° *Le procédé de M. Galandat.* Cet ingénieur propose de refroidir la salle en y projetant de l'air, qui aurait préalablement barboté dans une couche d'eau à la température de fusion de la glace. On n'obtiendrait ainsi qu'une température de + 2 ou + 3 degrés au-dessus de zéro.

M. Galandat propose de joindre à son système l'application du système Crespin et Marteau pour obtenir dans une chambre spéciale et de dimensions restreintes une température de — 12 à — 15°.

La conservation serait insuffisante, puisqu'après avoir été gelés, les cadavres seraient dégelés, et de plus la combinaison des deux systèmes rend cette proposition inacceptable.

4° *Le procédé de M. Basset.* Cet ingénieur propose d'appliquer au refroidissement de la salle d'exposition un moyen inspiré par la célèbre expérience de Leslie et déjà employé par M. Carré pour fabriquer de la glace. Dans la salle à refroidir, on placerait quatre grands cylindres en cuivre au-dessous desquels se trouverait un récipient d'eau. Ces quatre cylindres communiqueraient avec une puissante machine à faire le vide, la pompe Coulbaux. L'évaporation de l'eau introduite dans les cylindres vides formerait quatre grands cylindres de glace inclus dans l'enveloppe de cuivre. Du chlorure de calcium desséché absorberait la vapeur d'eau à mesure qu'elle se formerait. Ce procédé semble très ingénieux, mais il demande l'emploi d'une machine à faire le vide dont le fonctionnement doit évidemment être fort délicat. Ce procédé n'a d'ailleurs encore été expérimenté que dans le laboratoire de M. Basset.

Enfin, d'après nos calculs, ce ne serait pas quatre cylindres de glace qu'il faudrait pour refroidir la salle, mais quinze ou vingt, et la température ne serait pas inférieure à zéro.

Lorsque j'ai prévenu l'inventeur que la sous-commission admettait la nécessité de refroidir un espace restreint à — 15 ou — 20°, il m'a écrit le 26 novembre que, dans quatre expériences faites pour répondre à ce désir, il avait obtenu une fois 0°, puis — 2°, puis — 3°, — 5 puis — 6°. Mais ce sont encore des tentatives de laboratoire; leur succès, si l'on essaye de refroidir un espace de 500 mètres cubes, semble très douteux et la sous-commission n'oserait conseiller à l'administration d'adopter un procédé sur la valeur duquel l'expérience n'a pas prononcé.

Nous vous proposons également d'éliminer le projet n° 5, présenté par les *glacières de la Seine*.

Depuis le 26 février, ces compétiteurs n'ont plus répondu à nos demandes et nous croyons la société dissoute.

Des cinq procédés qu'il nous reste à examiner, trois forment un groupe naturel; ce sont les procédés 6, Tellier; 7, Crespin et Marteau; 8, Raoul Pictet.

Dans chacun de ces procédés, le froid est produit par un moyen analogue. Certains corps, l'éther méthylique, le chlorure de méthyle, l'acide sulfureux ont la propriété de n'être liquides qu'à une température assez basse au-dessous de zéro, ou à la température ordinaire, sous une pression de quelques atmosphères. Ces corps sont maintenus par pression à l'état liquide, puis on les laisse échapper dans un espace clos, ils passent immédiatement à l'état de vapeur et ce changement d'état du corps s'accompagne de l'absorption d'une quantité plus ou moins considérable de chaleur. Les corps auxquels cette chaleur est empruntée sont ainsi refroidis, et si, par un artifice de construction, on a choisi pour fournir cette chaleur un liquide incongelable, c'est ce liquide refroidi qui, mis en circulation dans une tuyauterie, portera le froid là où il sera nécessaire de l'utiliser.

6. *Procédé Tellier*. — M. Tellier se sert pour produire le froid de l'éther mythélique. Cet éther est gazeux à la température ordinaire; il se liquéfie à la température de 30 degrés au-dessous de zéro, ou par une compression que M. Tellier porte à 6 ou 8 atmosphères. Au moment où les vapeurs d'éther s'échappent du frigorifère, elles ont une tension de 1 atmosphère 1/2; elles ont une température de — 21°. Cette vaporisation constitue donc une source de refroidissement très puissante. La chaleur absorbée par cet éther pour passer à l'état gazeux est empruntée à un liquide chargé de chlorure de calcium qui traverse dans des tubes la capacité de la chambre frigorifère. Puis cette liqueur incongelable circule autour de la chambre à refroidir. L'éther en vapeur est repris, condensé, de nouveau et sert indéfiniment. La perte d'éther ne serait pas

considérable, elle ne dépasserait pas 1 kilogramme par jour, d'après M. Tellier.

Il est certain que par ce procédé, les conditions du problème, telles que nous les avons formulées, sont remplies. On peut avoir une petite chambre refroidie à — 15 ou — 20 degrés au dessous de zéro, et une grande chambre, dont la température oscillera entre — 4 et — 1 degré.

L'expérience a démontré que par ce procédé on peut, pendant des mois, maintenir à l'abri de la putréfaction des viandes, des corps entiers d'animaux, tels que des moutons, des chevreuils, et arrêter la putréfaction déjà développée.

M. Tellier a fourni un plan très détaillé dans lequel semblent prévues toutes les difficultés de l'application de ce procédé à la Morgue.

La chambre d'exposition serait disposée pour être refroidie.

Par un système de deux plans parallèles formant vitrage on éviterait que le dépôt de givre ne vint gêner la vue des corps placés sous les yeux du public.

L'installation de ce procédé comprendrait :

Machine frigorifique, avec moteur à gaz, pose, installation.. 24.100 »»
Isolement de la salle, vitrage............................ 17.654 55
Utilisation du froid produit, cylindres conservant du froid, liquide incongelable, pompe de circulation....... 15.923 20
Réservoirs de circulation avec alvéole frigorifique pour refroidissement préalable des corps............... 7.376 »»

Total des frais d'installation.......... 65.053 75

M. Tellier ajoute à ce chiffre 3,000 francs pour l'imprévu. Nous pensons que cette somme devrait figurer dans tous les devis proposés. Comme les auteurs des autres projets n'en ont pas parlé, nous en faisons momentanément abstraction.

M. Tellier fait ensuite l'estimation de la dépense du mobilier de la salle : tables roulantes, etc., nous pensons que cette dépense doit figurer ailleurs.

La dépense journalière d'entretien serait, d'après M. Tellier, de 20 francs. Nos calculs nous semblent démontrer que cette estimation est inférieure à la réalité.

En admettant avec lui qu'une machine de 6 chevaux marchera chaque jour, en moyenne 12 heures, nous trouvons d'après lui :

8 mètres cubes de gaz à l'heure à 0 fr. 15 pendant 12 heures.. 14 40
Huile, graisse, entretien.................................. 3 »
Usure du liquide frigorifique.............................. 2 »

19 40

Nous croyons que deux de ces dépenses sont estimées trop bas, l'usure de l'éther méthylique et l'appréciation du temps pendant lequel fonctionnera la machine.

Si nous admettons une moyenne de dix-huit heures et une déperdition d'éther méthylique de 5 francs, nous arrivons à une dépense journalière de 29 fr. 60, soit 30 francs. Ce chiffre nous paraît plus exact.

2

Soit donc dépense annuelle d'entretien :
    Estimation de M. Tellier..................... 7.300 francs.
       —   de la sous-commission............ 10.950
soit 11.000 francs environ.

7. *Procédé Crespin et Marteau*. — Ce procédé ne diffère de celui de M. Tellier que par la substitution du chlorure de méthyle à l'éther méthylique.

Le chlorure de méthyle bout à 23 degrés sous la pression atmosphérique.

Les conditions dans lesquelles le problème du refroidissement de la salle d'exposition serait résolu sont identiques au procédé précédent.

Le devis fourni par MM. Crespin et Marteau est :
Pour les frais d'installation de.................. 49.500 francs.
Et pour les dépenses annuelles .... 15.000   —

8. *Procédé de Raoul Pictet*. — Dans ce procédé, le liquide employé pour produire le feroid est l'acide sulfureux anhydre. Ce liquide bout à — 12 degrés au-dessous de zéro. Sa chaleur latente de vaporisation est considérable. Pour le liquéfier à la température ordinaire on doit le comprimer à trois atmosphères. Lorsqu'il se vaporise il emprunte la chaleur qui lui est nécessaire à un bain incongelable formé par du chlorure de magnésium.

C'est ce liquide qui est mis ensuite en circulation et qui porte le froid dans les espaces où on veut utiliser ses effets.

Nous avons visité l'application que la Compagnie Raoul Pictet a fait de son procédé au pavillon international des poids et mesures de Breteuil, et nous avons pu constater que les résultats obtenus sont très satisfaisants.

L'application proposée pour la Morgue ne consisterait pas, d'après le projet, dans le refroidissement de toute la sal'e. On diviserait les cadavres en deux groupes, l'un d'eux serait placé dans des vitrines exposées aux yeux du public et le refroidissement serait de — 3 ou — 4 degrés à l'intérieur de ces vitrines. L'autre groupe composé des cadavres reconnus et des cadavres réservés pour les recherches de la justice, serait placé dans des grandes caisses métalliques au milieu desquelles seraient installées des sortes d'alvéoles ou de fours entourés par le liquide incongelable à une température de — 10 à — 12 degrés.

Ce projet est bien étudié, fort bien présenté, nous pensons toutefois que ces diverses vitrines exposées à des maniements fréquents, ayant plusieurs de leurs parois en verre, seraient bien fragiles. On sait, en effet, qu'un cadavre qui pèse de 60 à 100 kilogrammes n'est pas d'un déplacement très facile, et que, quel que soit le soin que les ouvriers apportent à leur service, il est peu prudent de les forcer à se servir journellement d'appareils très délicats.

La Compagnie estime les frais d'installation à 52,700 francs.

La dépense journalière, d'après une indication assez vague et à cause de l'emploi d'une machine à gaz, serait d'environ 30 francs par jour, soit annuellement d'au moins 11,000 francs.

9. *Procédé Fixary*. — M. Fixary ne présente aucune méthode frigorifique particulière. Il se sert indifféremment de tout système produisant le froid à l'aide de l'ammoniaque, des éthers, de l'acide sulfureux, etc. Cependant il conseille l'usage de l'ammoniaque an-

hydre qui se liquide à — 28° et qui possède une chaleur latente six à sept fois plus grande que celle de l'acide sulfureux. Son invention consiste dans un procédé spécial de distribution du froid. Il supprime le bain liquide incongelable et le remplace par un bain d'air froid déversé dans la salle. Il reprend à la partie supérieure de la salle l'air échauffé, le fait passer sur un double serpentin dans lequel circule l'ammoniaque en vapeur et restitue ce même air froid et sec à la partie inférieure de la salle. Des brosses mécaniques fort ingénieusement combinées font constamment tomber le givre à mesure qu'il se dépose sur la paroi extérieure des tuyaux qui contiennent les vapeurs frigorifiques.

Mais ce système a l'inconvénient de lancer dans la salle à refroidir de l'air constamment en mouvement et par conséquent d'augmenter la dessication du cadavre. Lorsque l'air se renouvelle très rapidement autour d'un cadavre congelé, la peau brunit, se parchemine. Nous en avons en ce moment un exemple à la Morgue sur un cadavre congelé et conservé à l'air libre depuis le 22 novembre.

Bien qu'il fonctionne en grand en Amérique, ainsi qu'en font foi de nombreux certificats, ce système n'a jamais été appliqué en France dans des conditions comparables à celles que nous désirons établir. M. Fixary n'a fourni aucune évaluation de la dépense d'installation ou d'entretien. Il estime que son procédé sera plus économique que ceux de ses compétiteurs, puisqu'il supprime le bain incongelable et qu'il se sert des mêmes machines motrices et frigorifiques.

Il est certain que la suppression du bain incongelable constitue une supériorité sur les procédés que nous avons déjà exposés. Mais nous n'oserions proposer à la Commission d'adopter le système Fixary, n'ayant pas pour le juger le contrôle de l'expérience.

Peut-être pourrait-on, pour faire tomber le givre déposé sur des parois métalliques, faire quelques emprunts au système proposé par M. Fixary, mais on ne saurait d'après nous l'utiliser que pour des détails d'application.

10° *Procédé Giffard et Berger.* - Ce procédé diffère entièrement des précédents par le mode de production du froid. De l'air est pris dans l'atmosphère, comprimé à 2 ou 3 atmosphères ; pendant cette compression l'air perd une quantité de chaleur qui est enlevée par l'eau qui baigne les parois du condenseur, puis cet air s'échappe de l'appareil et en reprenant son volume il subit un refroidissement qui au point de sortie était, lors de nos visites, inférieur à — 50 degrés.

MM. Giffart et Berger proposent de doubler la salle d'exposition par une paroi métallique, séparée de la paroi extérieure par un couloir dans lequel circulerait cet air refroidi. Dans ce couloir on placerait des alvéoles pour déposer les corps que l'on voudrait soumettre à un refroidissement rapide et considérable.

La sous-commission a visité l'usine de MM. Giffard et Berger. à Grenelle, elle a vu installée identiquement la disposition que l'on devrait appliquer à la Morgue. Dans la première chambre, où l'air s'échappe de l'appareil compresseur, la température était inférieure à — 20°. Dans la salle voisine la température était de — 3°. Cette salle cube environ 500 mètres, comme celle de la Morgue.

Nous avons vu des quartiers de bœuf et de mouton qui séjournaient dans les salles depuis plus d'un mois, ils étaient dans un état de conservation parfaite.

Le problème est donc résolu à Grenelle dans des conditions très semblables à celles dans lesquelles il se pose à la Morgue.

MM. Giffard et Berger estiment :

Les frais d'installation à 60,000 francs.

La dépense d'entretien calculée par une marche de la machine de 10 heures par jour serait de 34 francs.

(Dans leur premier projet, MM. Giffard et Berger l'estimaient à 25 fr. parce qu'ils croyaient pouvoir appliquer une machine à vapeur.)

La dépense d'entretien serait donc de 12,500 francs par an.

En résumé, votre sous-commission estime, qu'en se plaçant au point de vue scientifique, le refroidissement d'une grande salle de 4 à 500 mètres cubes à une température de 2 ou 3 degrés au-dessus de zéro, et d'une petite salle à une température de 12 à 15 degrés au-dessus de zéro, peut être obtenu par plusieurs des procédés proposés ; quatre d'entre eux ont de plus été expérimentés devant la sous-commission. Ce sont ceux de MM. Tellier, Crespin et Marteau, Raoul Pictet, Giffard et Berger.

Trois de ces procédés utilisent le froid produit par le changement d'état d'un corps qui passe de l'état liquide à l'état gazeux, à une température très basse. Il y a dans l'utilisation de cette chaleur latente de vaporisation une source puissante et économique de refroidissement que ne méconnaît pas votre sous-commission. Mais ces procédés exigent l'emploi des deux liquides, celui à l'aide duquel le froid est produit, éther méthylique, chlorure de méthyle, acide sulfureux, et d'un second liquide incongelable à la température produite, eau chargée de chlorure de calcium ou de chlorure de magnésium. De là deux sources de dépenses qui compensent et au delà l'économie signalée plus haut, et surtout complication, car s'il survient une fuite, le liquide incongelable se répand et envahit tout ; il y a donc arrêt dans la production du froid et nécessité de réparations assez longues ; et la conservation des cadavres est momentanément compromise. En résumé, dans ces trois procédés, les inconvénients résultent de la déperdition journalière des liquides employés, de la possibilité de fuites et d'altération des métaux formant parois.

Dans le procédé Giffard et Berger, la matière utilisée est l'air atmosphérique, il n'y a pas de liquide, par conséquent pas d'attaque chimique possible des métaux formant paroi, pas de dépense pour le renouvellement des liquides. Actuellement, MM. Giffard et Berger utilisent, par un ingénieux artifice, l'eau échauffée pendant la compression de l'air dans le condenseur au bénéfice de leur machine motrice. Nous voudrions employer cette eau qui a une température de 20 ou 25 degrés au-dessus de zéro pour échauffer une alvéole dans laquelle seraient dégelés les cadavres avant qu'on ne pratique l'autopsie.

L'application industrielle faite à Grenelle représente le type de l'adaptation que nous jugeons nécessaire à la Morgue. Ce sont là des conditions de simplicité et d'expérience qui offrent des garanties dont la sous-commission a pensé devoir vous signaler l'importance.

Sous le rapport économique, le tableau suivant résume les dépenses d'installation et d'entretien prévues.

PROCÉDÉS	TELLIER	CRESPIN ET MARTEAU	RAOUL PICTET	GIFFARD ET BERGER
Installation.......	65.053 75	49.550 »	52.700 »	60.000 »
Entretien........	10.950 »	15.000 »	11.000 »	12.500 »

L'estimation de l'entretien annuel, sauf pour le procédé Crespin et Marteau, varie entre 11,000 et 12, 500 francs.

La dépense de l'installation varie entre 50,000 et 65,000 fr.; le procédé Giffard coûterait 60,000 francs.

Nous devons ajouter que cette estimation est faite dans l'hypothèse où l'on devrait refroidir la salle d'exposition non réduite, cubant 500 mètres. Si son volume était diminué de moitié, les dépenses, d'après nos calculs, seraient restreintes d'un tiers environ.

La sous-commission vous prie de remarquer que les deux industriels qui ont fait application de leurs procédés dans des conditions comparables à celles que l'on voudrait établir à la Morgue, MM. Tellier, Giffard et Berger, ont pu établir leurs estimations avec une précision que leur expérience du passé rend probablement assez exacte. La sous-commission ne trouve pas d'ailleurs, dans la différence des chiffres des dépenses prévues d'installation et d'entretien, un écart qui force à adopter ou à repousser un des procédés proposés.

Les raisons exposées plus haut ont décidé les membres de votre sous-commission à vous proposer d'adopter de préférence, pour conserver par le froid les cadavres à la Morgue, le procédé de MM Giffard et Berger.

Ce projet de résolution a été voté à l'unanimité par les membres de la sous-commission.

Le Rapporteur de la sous-commission,

P. BROUARDEL.

26 décembre 1879.

Ce rapport a été lu dans la séance du 26 décembre 1879, et adopté à l'unanimité par la Commission,

Le Sénateur, Préfet de la Seine,
Président de la Commission,
Signé : F. HÉROLD.

A

MONSIEUR LE PRÉFET DE LA SEINE

Monsieur le Préfet,

Par lettre du 20 novembre dernier, vous avez bien voulu, m'inviter à transmettre, dans un délai de 5 jours, le résumé de mes travaux sur la conservation des corps à la Morgue.

Je me suis empressé d'obtempérer à cette invitation. Depuis, jusqu'à hier 24 janvier, je n'ai plus entendu parler de cette question.

C'est seulement ce jour, et par une publication scientifique, que j'ai connaissance, et du nouveau rapport fait par M. le Dr Brouardel, et des résolutions prises, par la commission que vous avez instituée, Monsieur le Préfet, et que vous présidez.

Ce rapport et ces résolutions, me paraissent constituer à mon égard, un véritable déni de justice. A ce titre, vous me permettrez, Monsieur le Préfet, d'en référer à vous.

J'ajoute que le dit rapport et ses conclusions sont en opposition formelle avec les conditions par vous édictées dans votre arrêté du 6 octobre 1879, dans lequel, par l'article 1er, vous précisez que :

« La commission désignera le système qui présentera « le plus d'avantage, tant sous le *rapport de la valeur* « *scientifique*, que sous le *rapport économique*. »

Avant d'entrer dans les explications que nécessite l'opinion que je viens d'émettre, je vous demande la liberté, Monsieur le Préfet, de vous présenter une observation.

Le rapport dit : que mes procédés ont été expérimentés par la sous-commission nommée à cette effet.

Permettez-moi de protester contre cette affirmation.

A moins que les honorables membres, composant ladite sous-commission ne m'aient vu en rêve, jamais je n'ai été en rapport avec l'un d'eux, depuis la constitution de la sous-commission. Je dis plus, c'est par la lecture que je viens de faire de son rapport, que j'apprends aujourd'hui l'existence de la sous-commission.

Cette réserve faite, et elle a sa valeur, puisqu'elle démontre que j'ai été éloigné sans avoir été entendu, j'aborde l'exposé des faits que je désire, Monsieur le Préfet, soumettre à votre appréciation. Ils se résumeront par deux points, justement précisés par vous :

La solution scientifique du problème ;

Sa solution économique.

D'abord, qui a posé le problème de la réfrigération de la Morgue ?

L'administration me permettra de revendiquer ce mérite.

En effet, dès 1876, j'avais saisi l'administration de cette question.

Dans une note alors remise, j'indiquais :

La nécessité, pour les expertises légales, de conserver les corps, sans l'emploi de matières étrangères ;

La possibilité de conserver ceux exposés au public ;

Celle de conserver indéfiniment, soit les sujets entiers, soit les fragments, en sorte que les instructions judiciaires ne soient plus entravées par la putréfaction et par l'anéantissement des pièces qui en est la conséquence.

M. Baube, chef de la 2e division de la Préfecture de Police, trouva ma communication digne d'intérêt.

Elle fut par ses soins renvoyée à l'examen de M. le

Dr Devergie, alors chargé de la Morgue, avec lequel j'eus plusieurs entrevues.

Encore imbu des idées existantes, M. Devergie persista, malgré mes efforts, dans l'emploi de l'acide phénique, et l'application fût par lui repoussée.

Quelle qu'ait été cette décision, il n'en reste pas moins avéré, que le premier j'avais proposé cette innovation et précisément, parce que j'avais apprécié les avantages multiples qu'elle apportait aux différents services que comporte la Morgue.

En 1878 M. le Dr Brouardel, voulut bien me faire appeler.

Là, je dois de suite le constater, la situation était complétement changée.

Autant M. le Dr Devergie, s'était montré hostile à la réfrigération, autant M. le Dr Brouardel, lui, était favorable. Je n'eus donc qu'à reprendre la question au point où je l'avais laissée et à m'inspirer des désirs du savant professeur. C'est ainsi que je terminais le travail qui a servi de base, — en ce qui concerne l'action frigorifique — aux crédits votés par les diverses administrations intéressées dans le service de la Morgue. C'est en effet le chiffre par moi alors établi, — 51,866 fr. 40 — qui est repris dans le rapport de M. le Dr Brouardel.

Ce rapport fut fort bienveillant pour mes travaux, et j'en remercie encore le savant professeur.

Il dit notamment :

« Après avoir visité les fabriques dans lesquelles
« on a créé des chambres dont la température ne s'é-
« carte pas de plus de deux ou trois degrés au-dessus
« et au-dessous du thermomètre, après avoir pris l'avis
« des savants les plus compétents, de ceux en parti-
« culier, qui ont eu l'occasion d'utiliser pour leurs tra-

3

« vaux des chambres refroidies, nous croyons pouvoir
« dire que le procédé de M. Tellier, remplit les condi-
« tions indispensables. Le but de cet inventeur est de
« conserver pendant un temps très long des viandes
« dans un état tel qu'elles puissent servir à l'alimenta-
« tion. Pour cela il les place dans de grandes chambres
« refroidies à l'aide d'éther méthylique. Cette substance
« n'est pas répandue dans l'atmosphère, elle est captée
« dans des tuyaux, dans lesquels elle circule et l'air
« de la chambre est maintenu à l'état sec, précisément
« parcequ'il est froid, et qu'à zéro l'air ne contient que
« peu de vapeur d'eau.

« L'expérience est faite, nous avons vu des viandes
« conservées par ce procédé et six mois après leur
« emmagasinement, elles ne présentaient pas trace de
« putréfaction. Nous pouvons ajouter que, sorties des
« chambres de conservation, après un séjour de quel-
« ques mois, puis exposées à l'air, ces viandes ne se
« corrompent plus, ce qui peut s'expliquer par ce fait
« qu'elles ont perdu 20 0/0 de leur eau de composi-
« tion. »

Enfin M. le Dr Brouardel ajoute :

« Si ce système de conservation des corps est appli-
« qué à la Morgue, nous pouvons dire que le problème
« sera résolu d'une façon beaucoup plus parjaite, que
« dans tous les instituts que nous avons visités à l'E-
« tranger. »

Et plus loin, en parlant du chiffre de 51,866 fr. 40, que
j'avais alors formulé, M. le Dr Brouardel voulu bien
ajouter

« Je ne me dissimule pas, que ce chiffre doit paraître
« et est en réalité très élevé. Deux considérations, vous
« feront, je l'espère, penser qu'il y a pourtant lieu d'ac-

« cepter cette proposition : *La certitude, que par le pro-*
« *cédé Tellier, les cadavres seront soumis à une con-*
« *servation indéfinie*, la conviction, que si nous
« n'arrivons pas à mettre les corps à l'abri de la pu-
« tréfaction, la création d'une autre Morgue s'imposera
« bientôt. »

Comment le procédé TELLIER, si bien défini alors,
est-il devenu, quelques mois plus tard, celui de tout le
monde ?

Pour l'instant nous ne chercherons pas à expliquer
cette anomalie, contentons-nous de constater, qu'à
ce moment, l'opinion de M. le Dr Brouardel était tellement faite sur ce point, que, le remerciant un jour des
termes élogieux de son rapport, il voulut bien me dire,
ce qui m'honora fort .

« Je n'ai fait que ce que je devais, attendu que vous
« êtes *le seul* qui ayez traité la question. »

Ainsi donc, Monsieur le Préfet :

Initiation du projet;

Démonstration absolue des phénomènes et des
moyens qui le pouvaient réaliser;

Voilà bien, je le pense, ce qui constitue la solution
scientifique, par vous demandée, et il est incontestable
que le tout vient de moi.

Assurément més expériences ont pu être répétées.
Elles ne seraient pas pratiques, si tous ne pouvaient les
reproduire.

Mais même en envisageant ce côté de la question, est-
ce que l'apport scientifique ne reste pas à celui qui in-
nove, ouvre la voie ?

Est-ce que celui qui copie a droit à cet apport ?

Or les faits sont là, pour prouver, qu'à cette époque,
M. le Dr Brouardel était dans le vrai, quand il disait que
seul, j'avais traité la question.

Mais passons, M. Devergie, me fait redemander.

Lui aussi avait reçu mission d'étudier à nouveau la réfrigération de la Morgue. Je reviens donc avec lui sur le passé. Il se rallie à l'idée d'appliquer le froid et finalement il conclut à l'application de mes moyens.

Ainsi donc, voilà deux savants chargés d'étudier la question que j'avais soulevée, tous deux concluent à l'adoption de mes moyens, et en fait les fonds sont votés sur leurs rapports et sur mes devis.

Ultérieurement, et après le vote des fonds, M. Bonnet, architecte de la ville, me fit demander et me pria de revoir à nouveau les détails de l'installation.

D'accord avec M. le docteur Brouardel, dont je me plais à reconnaître la constante sollicitude pour la réalisation de ce véritable progrès, quelques modifications furent faites et le devis fut définitivement porté à 68,053 fr. 55.

Comme je ne voyais pas là une affaire, mais une application d'utilité publique, je terminais mon devis en déclarant :

« Que si après les travaux faits, le tarif de la Ville appliqué présentait une différence, j'étais prêt à l'accepter. »

M. l'architecte me demanda plus.

En raison de l'inconnu, qui existait pour l'administration dans des travaux nouveaux pour elle, il me demanda, dis-je, que le prix de 68,053 fr. 55, par moi fixé, fut admis comme un maximum pour l'administration, tandis que la clause du rabais possible serait conservée.

Cette proposition laissait à ma charge tous les imprévus. Je n'hésitais cependant pas à accepter, tellement dans cette affaire, je me préoccupais peu de la question profit, n'y voyant, je le répète, que la réalisation d'une innovation utile à bien des titres.

Sur mon acceptation, M. l'architecte me dit qu'il allait établir les bases du marché et remettrait le tout à M. le directeur des travaux de Paris qui réclamait ces documents.

Puis... le silence se fit..............................

Puis... je reçus, Monsieur le Préfet, votre honorable lettre déjà citée du 20 novembre 1879.

A sa lecture, je l'avoue franchement, je vis que l'on voulait m'évincer de l'affaire. La réalité a donné raison à mes pressentiments.

Comment, en effet, explique la nomination d'une nouvelle commission, après les rapports successifs des éminents professeurs que j'ai cités ?

C'est sous l'influence de cette pensée, que je rédigeais la note qui m'était demandée.

Voici ce document :

Paris, le 24 Novembre 1879

Monsieur le Docteur BROUARDEL,
à *Paris.*

Monsieur.

« Rentré hier soir à Paris, je trouve une lettre ae la Préfecture de la Seine, me priant de vous adresser les renseignements relatifs à la conservation des corps à la Morgue ».

« J'ai été un peu surpris de cette demande, en ce sens, que depuis 18 mois, j'ai eu l'occasion d'étudier cette question avec vous, que j'ai déjà remis tous les documents utiles à M. l'architecte de la ville, qui avait reçu mission de terminer avec moi. »

« Néanmoins, puisqu'il faut commencer à nouveau, je recommence et joins à ces lignes les documents demandés ».

« Vous voudrez bien ne pas être surpris de leur importance, c'est la nature même de la demande qui m'est faite,
qui m'amène à entrer dans tous ces développements ».

Devis.

Sous le N° 1. Vous trouverez un nouvel exemplaire
du devis que j'ai dressé, il se résume par :

« Machine Frigorifique avec moteur, pose, installation
ci. . . . . 24,100 fr.

« Isolation de la salle d'exposition. . . . .   15,516 »

« Utilisation du froid produit. . . . .   12,250 »

« La dépense d'entretien et de fonctionnement, se résume par 20 francs par jour ; je dois dire que ce prix,
doit-être considéré comme un *maximum*, une réduction
assez notable, pouvant être faite sur la consommation
du gaz employé par la machine motrice ».

« Je dois ajouter, que n'ayant pas vu dans cette opération une question de spéculation, mais bien d'intérêt
public, j'ai offert d'accepter, après les travaux faits,
l'application des prix de la ville, s'ils offraient un avantage pour l'administration ».

Plans.

« Ainsi que vous le savez, Monsieur, il n'y a pas eu de
plans de faits, tout a été étudié sur place avec vous.

« Mais je puis offrir à la commission, mieux que des
plans — des faits ».

« J'ai d'abord le *Frigorifique*, qui est dans les eaux de
Paris, c'est un navire en fer, c'est-à-dire placé dans les
conditions de conductibilité excessives ; néanmoins il a
navigué dans des eaux à 28°, avec le soleil des tropiques
sur son pont. Il a conservé dans ces conditions, pendant
plus de 100 jours, de la viande fraîche, comestible, ce
qui ne s'était jamais fait ».

« J'ai l'installation des Arts et Miers, montée, il y a dix

ans, où dans une chambre froide, se fait la vérification des étalons métriques : ».

« J'ai chez moi enfin de la viande exposée à l'air depuis 18 mois, sans aucun antiseptique. Elle n'est plus comestible — les précautions n'ont pas été prises dans ce but — elle montre toutefois que la matière organique, quand elle est traitée convenablement, peut se conserver très aisément *même à l'air libre* ».

J'ai de plus *des pêches* (24 Novembre), fruit bien délicat, ce qui prouve encore que la conservation par le froid, quand elle est rationnellement appliquée, peut s'exercer sur tous les corps, quelle que soit leur nature.

« Enfin à l'appui de tout ce que j'énonce, je joins : »

« *Sous le N° 2.* Un rapport de Mai 1874, fait par M. Poggiale, *au conseil de salubrité de la Seine, et communiqué par lui à l'Académie de Médecine.* »

« *Sous le N° 3.* Un rapport du 25 Septembre 1874, fai par M. Bouley, *au comité consultatif d'hygiène de France* ».

« *Sous le N° 4.* Un rapport fait par M. Bouley, le 5 octobre 1874 à l'*Académie des Sciences* ».

« *Sous le N° 5.* Un extrait du rapport, fait par vous, Monsieur, à M. le procureur de la République, rapport dans lequel, vous avez bien voulu, en parlant de mes travaux, constater que : *si ce système de conservation des corps est appliqué à la Morgue, le problème sera résolu, d'une façon plus parfaite que dans tous les Instituts visités à l'étranger* ».

« *Enfin sous le N° 6.* Un extrait du rapport de M. Devergie concluant également à l'adoption de ces mêmes moyens ».

« Je prends la liberté de vous faire observer, Monsieur, que dès 1876, et même avant, j'avais proposé à l'admi-

, nistration le refroidissement de la Morgue. M. Devergie, avec lequel je fus mis en rapport, avait conclu au maintien de l'emploi d'antiseptiques. Depuis, comme vous le savez, il s'est rallié à cette idée, qui est la véritable solution de la question ».

« Je sais que depuis qu'il est question de ce travail, des concurrents, assez nombreux, se sont présentés ».

« Je vous prie, Monsieur, d'être mon interprète près de la commission, pour la prier de bien vouloir examiner l'antériorité réelle des travaux de chacun ».

« Il est facile en effet, *quand une démonstration a été faite, publiée,* de la répéter et de se poser ensuite en concurrent. Mais il me semble, qu'en pareille conjoncture, les *travaux originaux doivent être pris en considération sérieuse,* ou alors vraiment, ce serait bien peu encourageant ».

« Si je me permets, Monsieur, de vous soumettre ces réflexions, c'est que sur les concurrents qui se présentent, trois au moins sont passés chez moi (j'en offre la preuve), voyant toutes mes expériences, tous mes travaux. Ils n'ont pas craint ensuite de suivre la route que j'avais ouverte. J'aurais cru, moi, manquer à l'honneur, si profitant des communications par eux faites, j'étais allé sur leurs brisées ».

« Je dois ajouter, que depuis près de quinze ans, je me suis constamment occupé de conservation et qu'ainsi, j'ai acquis une longue pratique de la question ».

« Enfin on a souvent parlé de l'introduction des viandes par le froid en Angleterre, ce qui semblerait indiquer que nos voisins m'ont précédés dans cette application ».

« Il est effectivement entré en Angleterre, ces dernières années, *plus de 30 millions de kilos de viande conservée par le froid.* Mais ces importations n'ont com-

mencé qu'en 1875 à 1876, c'est-à-dire après la publication de mon livre, sur la conservation de la viande par
le froid, datant de 1870 et après les expériences faites
sous le contrôle de la commission nommée par l'Académie des Sciences et dont le rapport a été déposé
en octobre 1874, après celui de M. Poggiale ; ce qui
établit catégoriquement l'antériorité réelle de mes travaux sur la question.

Veuillez, Monsieur le Docteur, agréer mes empressées
salutations.

Comme vous le voyez, Monsieur le Préfet, par la lecture de ce document, je croyais encore que la concep-
tion d'une chose utile, l'antériorité, l'originalité des travaux, tout cela devait être pris en considération, dans
une question où l'administration avait à décider.

L'expérience a prouvé que j'étais bien naïf. Toutefois
si je suis sacrifié, je ne veux pas être discrédité. C'est
pour cette raison que je vais entrer maintenant dans la
discussion du rapport de la sous-commission, démon-
trant, qu'au point de vue scientifique, comme au point
de vue économique, l'installation par moi proposée ne
laissait rien à désirer.

En lisant le nom des savants qui ont fait partie de la
commission et de la sous-commission, je me sens pris
de regret d'avoir à combattre leurs conclusions.

J'ai toujours eu, en effet, le plus grand respect pour
la science, et ce respect ne peut que grandir, lorsqu'il
s'agit de ses représentants les plus autorisés. C'est
donc avec la déférence la plus grande, que j'aborde
mon sujet, limitant, non mes critiques, mais mes observations, aux points qui me concernent personnellement.

J'exprimerai encore le regret de ne pas avoir été appelé au sein de la sous-commission ou au moins par un de ses membres, les explications que je lui aurai fournies auraient évité, j'en suis sûr, la plupart de mes observations de ce jour.

La sous-commission, par l'organe de son savant rapporteur, dit : qu'il est nécessaire d'établir pour certains cas, des moyens de refroidissement énergiques, pouvant aller entre 15° et 20° au-dessous de 0°.

M. le Dr Brouardel, en plaçant cette observation sous l'autorité d'un de ses collégues, a fait preuve d'un complet oubli de lui-même, mais je dois dire, pour établir la vérité, que cette idée vient de lui. C'est lui effectivement qui me suggéra cette pensée et dans mon travail, des alvéoles disposées à cet usage, sont effectivement indiquées.

Non pas qu'une aussi basse température tuât les germes putrides et que ce fût cette pensée qui nous fit agir (M. Melsens a soumis des ferments à — 91° sans détruire leur vitalité), mais parce qu'il est nécessaire, en présence de certains cas de putréfaction, d'agir rapidement et d'obtenir rapidement aussi la paralysie de la vie organique, laquelle a lieu complète, dès que la congélation est accomplie.

Ensuite le rapport me fait dire que j'ai gelé la viande. Je tiens essentiellement à protester contre cette assertion.

En ce qui concerne la Morgue, oui, il faut geler dans la plupart des cas, car là, on a parfois des matiéres qui sont dans un état complet de désorganisation.

Mais en ce qui concerne les viandes, les matiéres organiques saines, jamais, dans mes procédés de conservation, le degré de congélation n'a été atteint.

Je suis cependant arrivé à préparer des pièces contenant des muscles, du sang, de la moelle épinière, tout l'organisme en un mot, et qui sont restées des années exposées à l'air libre. Cette réserve posée, ce que dit à ce sujet, le rapport est exact : il y a, lorsqu'un muscle a perdu une certaine partie de son eau, suppression de toute action putride.

Je ne crois pas être trop ambitieux en disant, que la manifestation de ce phénomène a bien un peu droit à prendre place dans *la valeur scientifique* que, Monsieur le Préfet, vous déclariez chose nécessaire dans votre programme.

Le rapport poursuivant son examen, arrive à l'étude des divers projets qui ont été soumis à la sous-comission.

Je n'ai rien à dire de ceux qui ont été écartés par elle. Je m'arrêterai seulement aux deux qu'elle a jugé utile de comparer, soit le système de MM. Giffard et Berger, soit le mien.

Sans faire ici de personnalités, j'ai le droit de dire, que ces messieurs n'ont aucune des antériorités que je possède. Je ne leur connais, en effet, aucun rapport fait devant un corps savant, et dans leurs publications, pour démontrer l'excellence de l'emploi du froid dans la conservation, ils citent quoi ?

Mes propres expériences.

En ces conditions, il vous devient facile, Monsieur le Préfet, de juger de quel côté était l'apport scientifique par vous recherché.

Mais généralisons.

La sous-commission a préféré les appareils à air comprimé, aux appareils à compression mécanique. Eh bien ! je dis, que la sous-commission s'est trompée, et je vais le démontrer.

D'abord les appareils à air comprimé, qui depuis

trente ans ont été appliqués, tant en France qu'à l'Étranger, ont successivement été partout repoussés.

Ils prennent beaucoup de force et donnent de faibles résultats.

La sous-commission oublie, à ce sujet, un côté bien grave de la question. Elle aurait dû, à mon sens, s'inquiéter de la force à utiliser pour réfrigérer la Morgue.

Or son rapport est muet sur ce point.

Et cependant, longuement, à trois fois différentes, ce même rapport insiste sur la mobilité du sol de la Morgue, sur les précautions que cette mobilité doit faire prendre. Puis, après avoir bien signalé le danger, la sous-commission conclut précisément pour le genre d'appareils qui emploie le plus de force motrice, c'est-à-dire qui expose le plus ce sol défectueux à des trépidations, par suite à des dislocations.

En signalant la force employée, il aurait encore fallu dire à quelle époque de l'année elle aurait correspondu.

En effet, les appareils à air comprimé jouissent tous de cette propriété assez singulière, et peu rationnelle pour des appareils à froid, que leur rendement, déjà limité l'hiver, diminue l'été.

Cette anomalie se comprend facilement. Lorsque l'air est comprimé, il faut, par un courant d'eau, absorber la chaleur dégagée par la compression et ramener ainsi cet air comprimé à la température la plus froide possible. Or c'est cette température qui devient le point de départ de l'effet frigorifique fourni par la machine. Par conséquent, plus le refroidissement de l'eau employée à la compression est grand, plus l'abaissement frigorifique trouvé est considérable; mais par contre, plus l'eau est chaude, plus aussi cet abaissement diminue. Et comme ce n'est pas l'hiver qu'il s'agit d'opérer, surtout à la Morgue, mais bien l'été; qu'à ce moment ce n'est plus de l'eau à 3° ou 4° comme en hiver qui peut être employée, mais bien de l'eau qui s'élèvera à Paris à 25° et 26°, il résulte de cet état de chose, que si le travail réfrigérateur de la machine abaisse l'air de 50°, dans l'hiver avec de l'eau à 0°; nous aurons dans l'été, avec de l'eau à 25°, de l'air produit seulement à — 25°. Nous verrons dans un instant ce qu'est le travail frigorifique de — 25° appliqué à de l'air. Justement le rapport nous fournit l'occasion de traiter immédiatement ce sujet.

Le rapport fait ressortir comme un grand effort produit, le refroidissement de l'air à sa sortie de l'appareil, refroidissement qui va, nous assure-t-on, jusqu'à — 50°.

Tous les appareils à air comprimé donnent affectivement, au courant d'air qu'ils exhalent, un très grand abaissement de température. Mais ce qu'il faut en industrie, ce n'est pas seulement l'abaissement thermométrique, mais encore la quantité de froid et sous ce rapport, l'air comprimé, comme je l'ai écrit maintes fois, et le répèterai sans cesse, l'air comprimé est un véritable trompe-l'œil.

Voici la preuve de ce que j'avance.

Vous placez dans la trompe d'une machine à air comprimé un thermomètre. Immédiatement il marque, surtout si c'est l'hiver, une très basse température. Admettons — 50°. Mais que se passe-t-il ?

L'air est un des corps les moins denses qui existe, son calorique spécifique est aussi très faible, sa conductibilité est mauvaise.

A sa sortie de l'appareil, il ne peut prendre de chaleur qu'à lui-même. En raison des propriétés que je viens d'énoncer, sa température est dès lors forcée de s'abais-

ser considérablement. Mais il n'y a là qu'une apparen-
ce et l'effet frigorifique produit est faible.

Voulons-nous vérifier cette assertion ? Mesurons la
quantité réelle de froid produite.

Pour cela prenons un mètre cube d'air ainsi abaissé
à — 50° et appliquons-le à refroidir de l'eau.

Nous verrons, que ce mètre cube, qui paraissait être
un travail frigorifique considérable, abaissera de seulement 15° 1/2 *1 kilogramme d'eau*. Et quand les machines
produiront des abaissements de seulement — 25° à — 30°
ce ne sera plus que 7° à 9° qui seront enlevés par 1 kilog. d'eau.

Comme on le voit, il faudra beaucoup de mètres
cubes d'air pour refroidir la Morgue.

Cette question du faible pouvoir frigorifique de l'air,
m'amène à traiter une autre objection : celle relative aux
courants liquides, lesquels ont paru tant effrayer MM. les
membres de la sous-commission. Ils leur ont fait trois
objections :

1° Ils sont coûteux;

2° Ils peuvent amener des fuites;

3° Ils altèrent les métaux.

Je vais faire justice de ces griefs, et si je n'étais pas
animé d'un profond respect pour les membres composant la commission, je dirai qu'ils ne sont pas sérieux.

En effet, le coût de ces liquides est plus que bon marché (40 francs environ les 1000 kilog.) et comme on
n'en perd pas, l'entretien est réellement nul.

Ensuite, ces liquides circulant sans pression, ne peuvent causer aux parois qui les renferment aucune chan-
ce de rupture, de là pas de fuites

Enfin, si l'un des membres de la sous-commission
m'avait fait l'honneur de venir chez moi, je lui aurai

montré des appareils qui renferment depuis 12 ans du liquide incongelable et qui sont absolument intacts.

Ce n'est pas tout. Maintenant que j'ai démontré, que les objections faites, à l'emploi des courants liquides, n'ont réellement aucune valeur, je tiens à dire pourquoi j'emploie ces liquides.

Il faut d'abord que j'explique que je n'y suis nullement forcé. Je puis en effet, avec mes machines, directement produire de l'air froid.

Si donc j'emploie ces liquides, c'est parce que j'y trouve avantage et, en effet, ils donnent de très grandes facilités d'action.

Pour démontrer la réalité de cette assertion, je n'ai qu'à me reporter aux explications que je donnais, il y a un instant, en parlant de la faible spécificité de l'air.

1 mètre cube d'air pèse 1 kilog. 300 grammes.

Si je le suppose transmettre avec lui 10 calories, il aura fallu l'abaisser de 32 degrés.

Si au contraire, j'emploie un liquide pour servir de véhicule à mes 10 calories, de l'eau par exemple, je n'aurai plus besoin que de faire circuler 1 kilo 300 grammes d'eau, *abaissée de seulement 10 degrés.* Ainsi donc au lieu de faire circuler 1000 litres d'air à — 32°, je ferai agir seulement 1 litre 3, d'eau à — 10°!

Si pour rendre l'exemple plus frappant, je donne le même abaissement de température à l'eau, qu'à l'air, je n'aurai plus à mouvoir au lieu de mille litres d'air que 312 grammes de liquide, soit un volume 3,000 fois moins grand!

Comprend-t-on maintenant les facilités que donnent les liquides pour transmettre les actions frigorifiques ou calorifiques?

Là a été l'unique motif qui m'a guidé dans l'emploi de ce mode de circulation du froid, et je dis que dans une installation, comme celle à faire à la Morgue, où les applications peuvent être très variées, où l'avenir aura à en réclamer d'inconnues, il y a un immense avantage à agir ainsi, car alors, à quoi se réduisent les manœuvres pour disposer du froid à tout gré?

A la simple ouverture ou fermeture de robinets ! Peut-on demander quelque chose de plus simple?

Le rapport, fait encore mention d'un ingénieux artifice employé, avec les machines à air comprimé, et qui consiste dans l'emploi de l'eau échauffée par la compression de l'air au profit du moteur.

Cette admiration de la sous-commission, prouve une chose c'est qu'on peut être de grands savants, et ne pas connaître grand chose en machines à vapeur.

Il n'y a pas en effet, non pas un ingénieur, mais un simple chauffeur, qui ne sache qu'il faut alimenter les chaudières avec l'eau la plus chaude possible, et quand il s'agit d'un écart de 20° à 25° degrés, on se demande comment, semblable puérilité, a pu trouver place dans un document, aussi important que le rapport sur la Morgue, rédigé par une réunion aussi complète d'hommes éminents.

Mais ce n'est pas seulement une puérilité que ce fait comporte. L'idée d'appliquer cette eau échauffée de 20° à 25° degrés à la décongélation (qu'on me passe ce néologisme des sujets, est un contre-sens au point de vue de la mécanique frigorifique, comme à celui du but qu'on se propose.

C'est un contre-sens au point de vue de la mécanique frigorifique, parce que dans les machines frigorifiques, et surtout dans celles employant l'air comprimé, il y a toujours intérêt, je l'ai démontré, à utiliser l'eau la plus froide possible.

Il y aurait donc avantage, à ce point de vue, à employer à la décongélation, non pas l'eau échauffée, mais au contraire celle qui va aller s'échauffer dans la machine à froid; on augmenterait ainsi d'autant le rendement de cette dernière.

C'est un non sens au point de vue de l'application, par ce que l'été, dans le cas cité par la commission, on aura des eaux, non pas à 25°, mais à 40° ou 45° et qu'à ces températures la putréfaction reprendra rapidement ses droits.

Si donc la décongélation est nécessaire, c'est en employant l'eau la plus froide possible qu'on devra l'opérer.

J'en ai fini avec les objections soulevées par la sous-commission et j'espère, Monsieur le Préfet, vous avoir démontré leur inanité. Reste à examiner la question économique.

Ici le domaine de la fantaisie a été un peu abordé par la sous-commission. Elle me permettra d'employer ces mots, que je vais immédiatement justifier.

Dans le devis qui m'a été demandé, j'ai établi un coût de dépense journalière et un nombre d'heures de travail, basé sur la moyenne des jours chauds et froids.

Dans la note que j'ai adressée, Monsieur le préfet, sur votre demande, à la commission, j'ai indiqué que je pensais obtenir une diminution sur ce prix; il devait donc être considéré comme un maximum.

Que fait la sous-commission ?

Elle ne tient aucun compte de ma dernière observation, qui témoignait de l'étude constante que je faisais de la question;

Elle augmente de moitié les heures de marche par moi indiquées, qu'elle porte ainsi à *18 heures ;*

Elle augmente la dépense en éther.

Par contre, elle laisse à *10 heures*, l'estimation du travail de mes concurrents, et se garde de toucher à l'appréciation de la dépense faite par eux.

Singulière manière de procéder ! Mais aussi, grâce à cette gymnastique de chiffres, on arrive à me faire paraître dépenser autant que les appareils à air comprimé.

Je proteste contre cette façon d'agir.

Il y a là, un moyen vraiment par trop commode de faire dire aux gens, autre chose que ce qu'ils veulent et de dissimuler en même temps un côté défavorable au système qu'on veut favoriser.

Nous rentrerons, si vous voulez bien le permettre, Monsieur le Préfet, dans la réalité.

Par conséquent vous voudrez bien considérer que le coût du travail à la Morgue, aurait été annuellement avec mes moyens de.................... 7,300 fr.

Qu'il sera avec les machines acceptées, de 12,500 »

40 0/0 plus cher.

Je pourrai faire observer que mon devis porte tout le détail du travail, ce que je ne vois figurer dans le rapport, pour aucune autre des propositions faites. Cette dernière réflexion montre au moins, à quel point j'avais étudié la question, et le soin que j'avais apporté à l'élucider.

Je m'arrête à cette dernière réflexion et pour terminer je me reporte aux termes mêmes, que vous avez précisés, Monsieur le Préfet, dans votre arrêté.

Vous vouliez, disait cette arrêté, le système « *qui a le* » *plus d'avantage tant sous le rapport de la valeur* » *scientifique que sous le rapport economique.* »

Or, à ce double point de vue, la situation se résume, d'après ce qui précède, avec les concurrents qui m'ont été opposés, par ceci :

AU POINT DE VUE SCIENTIFIQUE.

De mon côté	*Du leur*
Initiative du projet.	Néant.
Expérience sous le contrôle d'une Commission nommée par l'Académie des sciences.	dº
Expériences du Frigorifique se résumant par une double traversée des eaux les plus chaudes.	dº
Rapports	
A l'Académie des sciences,	
Au comité d'hygiène publique de France, au Conseil de salubrité de la Seine,	
A l'Académie de médecine,	Rien que le rapport que je combats ici.
1er rapport de M. le Dr Brouardel,	
Rapport de M. le Dr Devergie.	

AU POINT DE VUE ÉCONOMIQUE

40 0/0 d'économie dans les frais d'entretien, soit à dépenser *en moins* par an : 5,400 francs.	40 0/0 d'augmentation dans les frais d'entretien, soit à dépenser *en plus* par an : 5,200 francs.

Et cependant je suis repoussé!

Que prouve ceci?

Qu'on voulait m'évincer et faire profiter autrui d'une application dont je suis le promoteur.

L'administration a évidemment ce pouvoir, mais je reste moi avec le droit que donnent les travaux accomplis;

Et une fois de plus, Monsieur le Préfet, je suis autorisé à répéter l'adage bien vieux, mais toujours trop réel.

Hos ego versiculos feci; tulit alter honores.

Je reste, Monsieur le Préfet votre respectueux serviteur.

CH. TELLIER.

99, Avenue de Versailles.

Paris-Auteuil.

Paris-Auteuil. — Imprimerie des Apprentis-Orphelins. — Roussel.